Selbstgemachte Protein-Shakes für maximales Muskelwachstum:

Verändere deinen Körper ohne Pillen, Kreatine oder Steroide

Von

Joseph Correa

Zertifizierter Sport-Ernährungsberater

COPYRIGHT

© 2016 Correa Media Group

Alle Rechte vorbehalten.

Die Vervielfältigung und Übersetzung von Teilen dieses Werkes, mit Ausnahme zum in Paragraph 107 oder 108 des United States Copyright Gesetzes von 1976 dargelegten Zwecke, ist ohne die Erlaubnis des Copyright-Inhabers gesetzeswidrig.

Diese Veröffentlichung dient dazu fehlerfreie und zuverlässige Informationen zu dem auf dem Cover abgedruckten Thema zu liefern. Es wird mit der Einstellung verkauft, dass weder der Autor noch der Herausgeber befähigt sind, medizinische Ratschläge zu erteilen. Wenn medizinischer Rat oder Beistand notwendig sind, konsultieren Sie einen Arzt. Dieses Buch ist als Ratgeber konzipiert und sollte in keinster Weise zum Nachteil Ihrer Gesundheit gereichen. Konsultieren Sie einen Arzt, bevor Sie mit diesen Meditationsübungen beginnen, um zu gewährleisten, dass sie das Richtige für Sie sind.

DANKSAGUNG

Die Durchführung und der Erfolg dieses Buches wären ohne die Unterstützung meiner Familie nicht möglich gewesen.

Selbstgemachte Protein-Shakes für maximales Muskelwachstum:

Verändere deinen Körper ohne Pillen, Kreatine oder Steroide

Von

Joseph Correa

Zertifizierter Sport-Ernährungsberater

INHALTSVERZEICHNIS

Copyright

Danksagung

Über den Autor

Einleitung

Selbstgemachte Protein-Shakes für maximales Muskelwachstum

Andere großartige Werke des Autors

ÜBER DEN AUTOR

Als zertifizierter Sport-Ernährungsberater und Profi-Sportler, glaube ich fest daran, dass die richtige Ernährung dir dazu verhilft, deine Ziele schneller und effektiver zu erreichen. Mein Wissen und meine Erfahrung haben mir über die Jahre geholfen, gesünder zu leben. Diese Erkenntnis habe ich mit meiner Familie und meinen Freunden geteilt. Je mehr du über gesunden Essen und Trinken weißt, desto schneller wirst du deine Lebens- und Essensgewohnheiten ändern wollen.

Erfolgreich darin zu sein, dein Gewicht kontrollieren zu wollen, ist wichtig, da es all deine Lebensbereiche verbessern wird.

Ernährung ist der Schlüssel auf dem Weg zu einer besseren Figur. Darum soll es auch in diesem Buch gehen.

EINLEITUNG

Selbstgemachte Protein-Shakes für maximales Muskelwachstum: Verändere deinen Körper ohne Pillen, Kreatine oder Steroide

Dieses Buch wird dir dabei helfen, deinen täglichen Protein-Konsum zu steigern und dein Muskelwachstum dadurch anzuregen. Diese Mahlzeiten werden deine Muskeln auf eine organisierte Art und Weise stärken, indem sie deinem Speiseplan eine gesunde Menge an Proteinen zufügen. Zu beschäftigt zu sein, um richtig zu essen, kann manchmal zu einem Problem werden. Darum hilft dir dieses Buch Zeit zu sparen und deinen Körper richtig zu ernähren, damit du die Ziele erreichen kannst, die du erreichen willst. Achte darauf, was du zu dir nimmst, indem du deine Mahlzeiten selbst zubereitest oder sie dir zubereiten lässt.

Dieses Buch wird dir dabei helfen:

-Muskeln schneller aufzubauen.

-die Erholungszeiten zu verbessern.

-mehr Energie zu haben.

-deinen Stoffwechsel zum Zwecke des Muskelaufbaus auf natürliche Weise anzuregen.

-dein Verdauungssystem zu verbessern.

Joseph Correa ist ein zertifizierter Sport-Ernährungsberater und Profi-Sportler.

SELBSTGEMACHTE PROTEIN-SHAKES FÜR MAXIMALES MUSKELWACHSTUM

1. Hafer & Mandel-Shake

Zubereitungszeit: 5 Minuten
Portionen: 3

1. Zutaten:

220ml Milch
1 Esslöffel Mandeln (gemahlen) (15g)
1 Esslöffel Hafer (15g)
1 Teelöffel Ahornsirup (5g)
½ Teelöffel Vanilleextrakt (2-3g)
2 Esslöffel Griechischer Joghurt (30g)
30g Weizenprotein

2. Zubereitung:

Alle Zutaten in eine Küchenmaschine geben und umrühren, bis die Konsistenz geschmeidig ist.

Nährwertangaben (Menge pro 100ml/ganzer Portion):

Beinhaltet: Calcium, Eisen;
Kalorien: 111   Fette insgesamt: 3,2g
   Kalorien von Fetten: Gesättigte Fette: 0,7g
   29

Selbstgemachte Protein-Shakes für maximales Muskelwachstum

Cholesterol: 21mg
Natrium: 58mg

Kalium: 182mg

Kohlenhydrate
   insgesamt: 9,3g
   Ballaststoffe: 0,8g
   Zucker: 5,1g
Protein: 11,1g
Kalorien: 333

   Kalorien von Fetten: 86

Fette insgesamt: 9,5g

   Gesättigte Fette: 2,1g

Cholesterol: 64mg

Natrium: 175mg

Kalium: 547mg

Kohlenhydrate
insgesamt: 27,9g
   Ballaststoffe: 2,6g
   Zucker: 15,3g
Protein: 33,5g

2. Pfefferminze-Haferflocken-Shake

Zubereitungszeit: 5 Minuten
Portionen: 5

1. Zutaten:

70g Haferflocken
30g Kleie
300ml Milch
50g Quark
½ Teelöffel Pfefferminzextrakt (3g)
30g Eiscreme (Vanille/Schokolade)
50g Weizenprotein (Schokolade)

2. Zubereitung:

Alle Zutaten in eine Küchenmaschine geben und umrühren, bis die Konsistenz geschmeidig ist.

3. Nährwertangaben (Menge pro 100ml/ganzer Portion):

Beinhaltet: Vitamin A, Calcium, Eisen.
Kalorien: 180
    Kalorien von Fetten: 51

Natrium: 111mg
Kalium: 179mg

Fette insgesamt: 5,6g
    Gesättigte Fette: 2,9g

Kohlenhydrate insgesamt: 20,7g
Ballaststoffe: 2,5g
Zucker: 6,2g

Cholesterol: 30mg

Selbstgemachte Protein-Shakes für maximales Muskelwachstum

Protein: 12,6g
Kalorien: 900

Kalorien von Fetten: 253

Fette insgesamt: 28,1g

Gesättigte Fette: 14,4g

Cholesterol: 151mg

Natrium: 555mg

Kalium: 869mg

Kohlenhydrate insgesamt: 104g
   Ballaststoffe: 12,4g
   Zucker: 31,2g
Protein: 63,2g

3. Zimt-Shake

Zubereitungszeit: 5 Minuten
Portionen: 3

1. Zutaten:

240ml Milch
¼ Esslöffel Zimt (4g)
½ Teelöffel Vanilleextrakt (3g)
2 Esslöffel Vanille-Eiscreme (30g)
2 Esslöffel Hafer (30g)
50g Weizenprotein

2. Zubereitung:

Alle Zutaten in eine Küchenmaschine geben und umrühren, bis die Konsistenz geschmeidig ist.

3. Nährwertangaben (Menge pro 100g/ganzer Portion):

Beinhaltet: Vitamin A, Calcium, Eisen.
Kalorien: 131
    Kalorien von Fetten: 30

Fette insgesamt: 3,3g
    Gesättigte Fette: 1,8g

Cholesterol: 42mg
Natrium: 73mg

Kalium: 158mg

Kohlenhydrate insgesamt: 10,3g
Ballaststoffe: 1g
Zucker: 4,8g
Protein: 15,3g
Kalorien: 342

Selbstgemachte Protein-Shakes für maximales Muskelwachstum

Kalorien von Fetten: 89

Fette insgesamt: 9,9g

Gesättigte Fette: 5,4g

Cholesterol: 127mg

Natrium: 219mg

Kalium: 474mg

Kohlenhydrate insgesamt: 31g
Ballaststoffe: 3,1g
Zucker: 14,4g
Protein: 45,9g

4. Mandel-Shake

Zubereitungszeit: 5 Minuten
Portionen: 5

1. Zutaten:

220ml Mandelmilch
120g Haferflocken
50g Weizenprotein
80g Rosinen
20g Mandeln (gemahlen)
1 Esslöffel Erdnussbutter (15g)

2. Zubereitung:

Alle Zutaten in eine Küchenmaschine geben und umrühren, bis die Konsistenz geschmeidig ist.

3. Nährwertangaben (Menge pro 100g/ganzer Portion):

Beinhaltet: Vitamin C, Eisen, Calcium.
Kalorien: 241
   Kalorien von Fetten: 61

Fette insgesamt: 6,7g
   Gesättigte Fette: 1,6g

Cholesterol: 24mg
Natrium: 57mg

Kalium: 339mg
Kohlenhydrate insgesamt: 33,8g
Ballaststoffe: 3,7g
Zucker: 12,5g
Protein: 13,9g
Kalorien: 1207

Kalorien von Fetten: 304

Fette insgesamt: 33,7g

Gesättigte Fette: 8g

Cholesterol: 122mg

Natrium: 283mg

Kalium: 1693mg

Kohlenhydrate insgesamt: 169g
  Ballaststoffe: 18,5g
  Zucker: 62,3g
Protein: 69,4g

5. Banane & Mandel-Shake

Zubereitungszeit: 5 Minuten
Portionen: 5

1. Zutaten:

2 Bananen
230ml Mandelmilch
20g Mandeln (gemahlen)
10g Pistazien (gemahlen)
40g Weizenprotein

2. Zubereitung:

Alle Zutaten in eine Küchenmaschine geben und umrühren, bis die Konsistenz geschmeidig ist.

3. Nährwertangaben (Menge pro 100g/ganzer Portion):

Beinhaltet: Vitamin A, C, Eisen, Calcium.

Kalorien: 241
    Kalorien von Fetten: 61

Fette insgesamt: 6,7g
    Gesättigte Fette: 1,6g

Cholesterol: 24mg
Natrium: 57mg

Kalium: 339mg

Kohlenhydrate insgesamt: 33,8g
    Ballaststoffe: 3,7g
    Zucker: 12,5g
Protein: 13,9g
Kalorien: 1073

Kalorien von Fetten: 659

Fette insgesamt: 73,2g

Gesättigte Fette: 52,1g

Cholesterol: 83mg

Natrium: 109mg

Kalium: 1934mg

Kohlenhydrate insgesamt: 78,7g
  Ballaststoffe: 14,8g
  Zucker: 39,4g
Protein: 42,8g

6. Waldbeeren-Shake

Zubereitungszeit: 5 Minuten
Portionen: 7

1. Zutaten:

30g Erdbeeren
30g Heidelbeeren
30g Himbeeren
30g Johannisbeeren
500ml Milch
60g Weizenprotein
1 Teelöffel Vanilleextrakt (5g)
1 Teelöffel Zitronenextrakt (5g)

2. Zubereitung:

Alle Zutaten in eine Küchenmaschine geben und umrühren, bis die Konsistenz geschmeidig ist. Du kannst der Mischung auch Eiswürfel beifügen.

3. Nährwertangaben (Menge pro 100g/ganzer Portion):

Beinhaltet: Vitamin A, C, Eisen, Calcium.

Kalorien: 78
   Kalorien von Fetten: 19

Fette insgesamt: 2,1g
   Gesättigte Fette: 1,2g

Cholesterol: 24mg
Natrium: 50mg

Kalium: 119mg

Kohlenhydrate insgesamt: 6,7g

Ballaststoffe: 0,7g
Zucker: 4,7g
Protein: 8,7g
Kalorien: 549

Kalorien von Fetten: 131

Fette insgesamt: 14,6g

Gesättigte Fette: 8,1g

Cholesterol: 167mg

Natrium: 351mg

Kalium: 832mg

Kohlenhydrate insgesamt: 46,9g
    Ballaststoffe: 4,6g
    Zucker: 33g
Protein: 61g

7. Erdbeer-Shake

Zubereitungszeit: 5 Minuten
Portionen: 5

1. Zutaten:

30g Erdbeeren
100g Griechischer Joghurt
200ml Milch
40g Weizenprotein
2 Eier
20g Süßungsmittel (Honig/ brauner Zucker)
Eiswürfel
1 Teelöffel Vanilleextrakt (5g)

2. Zubereitung:

Alle Zutaten in eine Küchenmaschine geben und umrühren, bis die Konsistenz geschmeidig ist.

Der Griechische Joghurt kann verschiedene Geschmacksrichtungen besitzen wie Vanille oder Erdbeere oder einfach nur Naturjoghurt. Das Rezept ist für alle Geschmacksrichtungen ausgerichtet.

3. Nährwertangaben (Menge pro 100g/ganzer Portion):

Beinhaltet: Vitamin A, C, Eisen, Calcium.
Kalorien: 96

Selbstgemachte Protein-Shakes für maximales Muskelwachstum

Kalorien von Fetten: 32

Fette insgesamt: 3,5g
　Gesättigte Fette: 1,6g

Cholesterol: 87mg
Natrium: 65mg

Kalium: 131mg

Kohlenhydrate
　insgesamt: 9,2g
　Ballaststoffe: 2,5g
　Zucker: 3,4g
Protein: 11,3g

Kalorien: 508

Kalorien von Fetten: 157

Fette insgesamt: 17,4g

　Gesättigte Fette: 8g

Cholesterol: 433mg

Natrium: 326mg

Kalium: 656mg

Kohlenhydrate
　insgesamt: 45,9g
　Ballaststoffe: 12,4g
　Zucker: 17,2g
Protein: 56,6g

8. Erdbeer-Vanille-Shake

Zubereitungszeit: 5 Minuten
Portionen: 7

1. Zutaten:

100g Erdbeeren
1 Banane
1 Teelöffel Vanilleextrakt (5g)
1 Esslöffel Erdbeerextrakt (15g)
50g Hafer
200ml Milch
5 Eier
Eiswürfel

2. Zubereitung:

Alle Zutaten in eine Küchenmaschine geben und umrühren, bis die Konsistenz geschmeidig ist.

3. Nährwertangaben (Menge pro 100g/ganzer Portion):

Beinhaltet: Vitamin A, C, Eisen, Calcium.
Kalorien: 112
    Kalorien von Fetten: 39

Natrium: 59mg
Kalium: 170mg

Fette insgesamt: 4,3g
    Gesättigte Fette: 1,4g

Kohlenhydrate insgesamt: 11,7g
Ballaststoffe: 1,4g

Cholesterol: 119mg
Zucker: 4,6g

Selbstgemachte Protein-Shakes für maximales Muskelwachstum

Protein: 6,1g

Kalorien: 782

Kalorien von Fetten: 271

Fette insgesamt: 30,1g

Gesättigte Fette: 10,1g

Cholesterol: 835mg

Natrium: 421mg

Kalium: 1189mg

Kohlenhydrate insgesamt: 82g
Ballaststoffe: 10,1g
Zucker: 32,5g
Protein: 43g

9. Erdbeer & Nuss-Shake

Zubereitungszeit: 5 Minuten
Portionen: 4

1. Zutaten:

50g Erdbeeren
50g Nüsse-Mischung (gehackt)
200ml Milch
100g Griechischer Joghurt
2 Esslöffel Hafer (30g)

2. Zubereitung:

Alle Zutaten in eine Küchenmaschine geben und umrühren, bis die Konsistenz geschmeidig ist.

3. Nährwertangaben (Menge pro 100g/ganzer Portion):

Beinhaltet: Vitamin A, C, Eisen, Calcium.

Kalorien: 140
   Kalorien von Fetten: 81

Fette insgesamt: 9g
   Gesättigte Fette: 14g

Cholesterol: 1mg
Natrium: 80mg

Kalium: 125mg

Kohlenhydrate insgesamt: 9,2g
Ballaststoffe: 1,4g
Zucker: 4,3g
Protein: 6,9g
Kalorien: 417

Kalorien von Fetten: 324

Fette insgesamt: 36g

Gesättigte Fette: 5,4g

Cholesterol: 5mg

Natrium: 321mg

Kalium: 499mg

Kohlenhydrate insgesamt: 36,9g

Ballaststoffe: 5,5g

Zucker: 17,1g

Protein: 27,6g

10. Himbeer-Shake

Zubereitungszeit: 5 Minuten
Portionen: 4

1. Zutaten:

50g Weizenprotein
100g Himbeeren
30g Erdbeeren
50g saure Sahne
200ml Milch
1 Teelöffel Limettenextrakt (5g)

2. Zubereitung:

Alle Zutaten in eine Küchenmaschine geben und umrühren, bis die Konsistenz geschmeidig ist.

3. Nährwertangaben (Menge pro 100g/ganzer Portion):

Beinhaltet: Vitamin A, C, B-12, Eisen, Calcium.
Kalorien: 116
    Kalorien von Fetten: 41

Fette insgesamt: 4,6g
    Gesättigte Fette: 2,6g

Cholesterol: 36mg
Natrium: 54mg

Kalium: 168mg

Kohlenhydrate insgesamt: 8,1g
    Ballaststoffe: 1,8g
    Zucker: 4,2g
Protein: 11,4g
Kalorien: 465

Kalorien von Fetten: 166

Fette insgesamt: 18,4g

Gesättigte Fette: 10,6g

Cholesterol: 143mg

Natrium: 214mg

Kalium: 670mg

Kohlenhydrate insgesamt: 32,5g
Ballaststoffe: 7,1g
Zucker: 16.8g
Protein: 45,5g

11. Heidelbeer-Shake

Zubereitungszeit: 5 Minuten
Portionen: 6

1. Zutaten:

250g Heidelbeeren
50g saure Sahne
80g Hafer
100ml Kokosmilch
160g Kürbispüree
Zimt, Muskat zum Verzieren

2. Zubereitung:

Alle Zutaten in eine Küchenmaschine geben und umrühren, bis die Konsistenz geschmeidig ist.

3. Nährwertangaben (Menge pro 100g/ganzer Portion):

Beinhaltet: Vitamin A, C, Eisen, Calcium.
Kalorien: 140
    Kalorien von Fetten: 62

Fette insgesamt: 6,9g
    Gesättigte Fette: 4,8g

Cholesterol: 4mg
Natrium: 9mg

Kalium: 192mg

Kohlenhydrate insgesamt: 18,5g
    Ballaststoffe: 3,5g
    Zucker: 5,7g
Protein: 3g
Kalorien: 641

Selbstgemachte Protein-Shakes für maximales Muskelwachstum

Kalorien von Fetten: 371

Fette insgesamt: 41,2g

Gesättigte Fette: 29,1g

Cholesterol: 22mg

Natrium: 56mg

Kalium: 1150mg

Kohlenhydrate insgesamt: 112g
Ballaststoffe: 21g
Zucker: 34,4g
Protein: 18,1g

12. Erdnussbutter-Shake

Zubereitungszeit: 5 Minuten
Portionen: 6

1. Zutaten:

300ml Mandelmilch
50g Erdnussbutter
50g Nüsse-Mischung
6 Eiweiß
1 Teelöffel Butterextrakt (5g)

2. Zubereitung:

Alle Zutaten in eine Küchenmaschine geben und umrühren, bis die Konsistenz geschmeidig ist.

3. Nährwertangaben (Menge pro 100g/ganzer Portion):

Beinhaltet: Vitamin C, Eisen, Calcium.
Kalorien: 236
    Kalorien von Fetten: 191

Fette insgesamt: 21,3g
    Gesättigte Fette: 12,2g

Cholesterol: 0mg
Natrium: 109mg

Kalium: 241mg

Kohlenhydrate insgesamt: 6,2g
    Ballaststoffe: 2g
    Zucker: 3,1g
Protein: 8,3g
Kalorien: 1415

Kalorien von Fetten: 1148

Fette insgesamt: 127,6g

Gesättigte Fette: 73,1g

Cholesterol: 0mg

Natrium: 656mg

Kalium: 1448mg

Kohlenhydrate insgesamt: 37,2g
Ballaststoffe: 11,9g
Zucker: 18,5g
Protein: 50,2g

13. Erdnussbutter & Banane-Shake

Zubereitungszeit: 5 Minuten
Portionen: 7

1. Zutaten:

250ml Mandelmilch
2 Bananen
30g Erdnussbutter
5 Eier
2 Teelöffel Honig (10g)
1 Teelöffel Vanilleextrakt (5g)

2. Zubereitung:

Alle Zutaten in eine Küchenmaschine geben und umrühren, bis die Konsistenz geschmeidig ist.

3. Nährwertangaben (Menge pro 100g/ganzer Portion):

Beinhaltet: Vitamin A, C, Eisen, Calcium.
Kalorien: 191
  Kalorien von Fetten: 126

Fette insgesamt: 14g
  Gesättigte Fette: 9,1g

Cholesterol: 117mg
Natrium: 70mg

Kalium: 288mg
Kohlenhydrate insgesamt: 12,.5g
Ballaststoffe: 1,9g
Zucker: 7,7g
Protein: 6,2g
Kalorien: 1339

Kalorien von Fetten: 884

Fette insgesamt: 98,2g

Gesättigte Fette: 63,9g

Cholesterol: 818mg

Natrium: 487mg

Kalium: 2015mg

Kohlenhydrate insgesamt: 87,6g
Ballaststoffe: 13,5g
Zucker: 53,9g
Protein: 43,6g

14. Erdnussbutter & Schokolade-Shake

Zubereitungszeit: 5 Minuten
Portionen: 3

1. Zutaten:

2 Esslöffel Kakaopulver (30g)
30g Erdnussbutter
250ml Mandelmilch
50g Weizenprotein

2. Zubereitung:

Alle Zutaten in eine Küchenmaschine geben und umrühren, bis die Konsistenz geschmeidig ist.

3. Nährwertangaben (Menge pro 100g/ganzer Portion):

Beinhaltet: Vitamin C, Eisen, Calcium.

Kalorien: 326
    Kalorien von Fetten: 240

Fette insgesamt: 26,6g
    Gesättigte Fette: 19,7g

Cholesterin: 35mg
Natrium: 89mg

Kalium: 472mg

Kohlenhydrate insgesamt: 10,6g
Ballaststoffe: 3,5g
Zucker: 4,3g
Protein: 17g
Kalorien: 977

Kalorien von Fetten: 719

Fette insgesamt: 79,9g

Gesättigte Fette: 59,1g

Cholesterol: 104mg

Natrium: 267mg

Kalium: 1415mg

Kohlenhydrate insgesamt: 31,8g
Ballaststoffe: 10.6g
Zucker: 13g
Protein: 51g

15. Schokolade-Shake

Zubereitungszeit: 5 Minuten
Portionen: 6

1. Zutaten:

3 Esslöffel Kakaopulver (45g)
250ml Milch
120ml Kürbispüree
1 Teelöffel Vanilleextrakt (5g)
5 Eier

2. Zubereitung:

Alle Zutaten in eine Küchenmaschine geben und umrühren, bis die Konsistenz geschmeidig ist.

3. Nährwertangaben (Menge pro 100g/ganzer Portion):

Beinhaltet: Vitamin A, C, Eisen, Calcium

Kalorien: 89

Kalium: 185mg

Kalorien von Fetten: 44

Kohlenhydrate insgesamt: 5.6g
Ballaststoffe: 1.4g

Fette insgesamt: 4.9g

Zucker: 3g

Gesättigte Fette: 1.9g

Protein: 6,7g
Kalorien: 534

Cholesterol: 140mg

Kalorien von Fetten: 267

Natrium: 73mg

Fette insgesamt: 29,6g

Gesättigte Fette: 11,4g

Cholesterol: 840mg

Natrium: 439mg

Kalium: 1112mg

Kohlenhydrate insgesamt: 33,8g
Ballaststoffe: 8,4g
Zucker: 18,2g
Protein: 40,4g

16. Schokolade & Mandel-Shake

Zubereitungszeit: 5 Minuten
Portionen: 5

1. Zutaten:

2 Esslöffel Schokoladenpudding (30g)
50g Mandel (gehackt)
300ml Milch
40g Weizenprotein
1 Teelöffel Amarettosirup (5g)

2. Zubereitung:

Alle Zutaten in eine Küchenmaschine geben und umrühren, bis die Konsistenz geschmeidig ist.

3. Nährwertangaben (Menge pro 100g/ganzer Portion):

Beinhaltet: Vitamin A, Eisen, Calcium.

Kalorien: 131

Kalorien von Fetten: 61

Fette insgesamt: 6,8g

Gesättigte Fette: 1,4g

Cholesterol: 22mg

Natrium: 70mg

Kalium: 154mg

Kohlenhydrate insgesamt: 9g
Ballaststoffe: 1,3g
Zucker: 3,5g

Protein: 9,9g
Kalorien: 656

Kalorien von Fetten: 303

Selbstgemachte Protein-Shakes für maximales Muskelwachstum

Fette insgesamt: 33,7g

Gesättigte Fette: 6,9g

Cholesterol: 109mg

Natrium: 351mg

Kalium: 770mg

Kohlenhydrate insgesamt: 45,2g
Ballaststoffe: 6,5g
Zucker: 17,2g
Protein: 49,3g

17. Karamell & Haselnuss-Shake

Zubereitungszeit: 5 Minuten
Portionen: 4

1. Zutaten:

50g Haselnüsse (gehackt)
1 Teelöffel Karamellsirup (5g)
1 Teelöffel Ahornsirup (5g)
250ml Mandelmilch
50g Weizenprotein

2. Zubereitung:

Alle Zutaten in eine Küchenmaschine geben und umrühren, bis die Konsistenz geschmeidig ist.

3. Nährwertangaben (Menge pro 100g/ganzer Portion):

Beinhaltet: Vitamin C, Eisen, Calcium.
Kalorien: 307

Kalorien von Fetten: 211

Fette insgesamt: 23,4g

Gesättigte Fette: 14,3g

Cholesterol: 26mg

Natrium: 37mg

Kalium: 326mg

Kohlenhydrate insgesamt: 15,5g
Ballaststoffe: 2.6g
Zucker: 11g
Protein: 12,2g
Kalorien: 1228

Kalorien von Fetten: 844

Selbstgemachte Protein-Shakes für maximales Muskelwachstum

Fette insgesamt: 93,8g

Gesättigte Fette: 57,3g

Cholesterol: 104mg

Natrium: 148mg

Kalium: 1303mg

Kohlenhydrate insgesamt: 61,8g
Ballaststoffe: 10,4g
Zucker: 44,1g
Protein: 49g

18. Pflaume-Shake

Zubereitungszeit: 5 Minuten
Portionen: 8

1. Zutaten:

200g Pflaumen
50g Rosinen
200ml Milch
4 Eier
100g Quark
70g Hafer

2. Zubereitung:

Alle Zutaten in eine Küchenmaschine geben und umrühren, bis die Konsistenz geschmeidig ist.

3. Nährwertangaben (Menge pro 100g/ganzer Portion):

Beinhaltet: Vitamin A, C, Eisen, Calcium.
Kalorien: 122

Kalorien von Fetten: 43

Fette insgesamt: 4,7g

Gesättigte Fette: 1,8g

Cholesterol: 87mg

Natrium: 62mg

Kalium: 149mg

Kohlenhydrate insgesamt: 14,7g
Ballaststoffe: 1,3g
Zucker: 7,2g
Protein: 6,2g
Kalorien: 975

Selbstgemachte Protein-Shakes für maximales Muskelwachstum

Kalorien von Fetten: 340

Fette insgesamt: 37.8g

Gesättigte Fette: 14,3g

Cholesterol: 699mg

Natrium: 499mg

Kalium: 1190mg

Kohlenhydrate insgesamt: 117g
Ballaststoffe: 10,7g
Zucker: 57,7g
Protein: 49,7g

19. Tropen-Shake

Zubereitungszeit: 5 Minuten
Portionen: 5

1. Zutaten:

1 Banane
150g Ananas
40g Mango
200ml Kokosmilch
1 Teelöffel Honig (5g)
50g Weizenprotein

2. Zubereitung:

Alle Zutaten in eine Küchenmaschine geben und umrühren, bis die Konsistenz geschmeidig ist.

3. Nährwertangaben (Menge pro 100g/ganzer Portion):

Beinhaltet: Vitamin A, C, Eisen, Calcium.
Kalorien: 178   Natrium: 25mg

Kalorien von Fetten: 94   Kalium: 294mg

Fette insgesamt: 10,4g   Kohlenhydrate insgesamt: 15,3g
                                        Ballaststoffe: 2,1g
Gesättigte Fette: 8,9g   Zucker: 9,9g

                                        Protein: 8,5g
Cholesterol: 21mg   Kalorien: 889

Kalorien von Fetten: 468

Fette insgesamt: 52g

Gesättigte Fette: 44,6g

Cholesterol: 104mg

Natrium: 124mg

Kalium: 1468mg

Kohlenhydrate insgesamt: 76,4g
Ballaststoffe: 10,3g
Zucker: 49,2g
Protein: 42,7g

20. Pfirsich-Shake

Zubereitungszeit: 5 Minuten
Portionen: 8

1. Zutaten:

6 Pfirsiche
300ml Milch
140g Mandarinen
30g Hafer
4 Eier

2. Zubereitung:

Alle Zutaten in eine Küchenmaschine geben und umrühren, bis die Konsistenz geschmeidig ist.

3. Nährwertangaben (Menge pro 100g/ganzer Portion):

Beinhaltet: Vitamin A, C, Eisen, Calcium.
Kalorien: 70   Kalium: 137mg

Kalorien von Fetten: 20   Kohlenhydrate insgesamt: 9,5g
                                Ballaststoffe: 1g
Fette insgesamt: 2,3g   Zucker: 7,2g

Gesättigte Fette: 0,3g   Protein: 3.5g
                                Kalorien: 839

Cholesterol: 57mg
                                Kalorien von Fetten: 245
Natrium: 34mg

Selbstgemachte Protein-Shakes für maximales Muskelwachstum

Fette insgesamt: 27,3g

Gesättigte Fette: 9,7g

Cholesterol: 680mg

Natrium: 405mg

Kalium: 1639mg

Kohlenhydrate insgesamt: 115g
Ballaststoffe: 12,4g
Zucker: 86,2g
Protein: 41,6g

21. Pflaume & Zitrone-Shake

Zubereitungszeit: 5 Minuten
Portionen: 6

1. Zutaten:

150g Pflaumen
2 Zitronen (Saft)
2 Teelöffel Honig (10g)
200ml Milch
Eiswürfel
150g Griechischer Joghurt
4 Eier

2. Zubereitung:

Alle Zutaten in eine Küchenmaschine geben und umrühren, bis die Konsistenz geschmeidig ist.

3. Nährwertangaben (Menge pro 100g/ganzer Portion):

Beinhaltet: Vitamin A, C, Eisen, Calcium.

Kalorien: 74	Cholesterol: 85mg
Kalorien von Fetten: 29	Natrium: 50mg
	Kalium: 111mg
Fette insgesamt: 3,2g	
Gesättigte Fette: 1,3g	Kohlenhydrate insgesamt: 6,4g

Selbstgemachte Protein-Shakes für maximales Muskelwachstum

Ballaststoffe: 0,6g

Zucker: 5,1g

Protein: 5,8g

Kalorien: 589

Kalorien von Fetten: 228

Fette insgesamt: 25,3g

Gesättigte Fette: 10,3g

Cholesterol: 679mg

Natrium: 397mg

Kalium: 890mg

Kohlenhydrate insgesamt: 51,2g

Ballaststoffe: 4,6g

Zucker: 40,9g

Protein: 45,9g

22. Ananas-Shake

Zubereitungszeit: 5 Minuten
Portionen: 6

1. Zutaten:

300g Ananas
200ml Mandelmilch
30g Himbeeren
30g Hafer
1 Limette (Saft)
40g Weizenprotein

2. Zubereitung:

Alle Zutaten in eine Küchenmaschine geben und umrühren, bis die Konsistenz geschmeidig ist.

3. Nährwertangaben (Menge pro 100g/ganzer Portion):

Beinhaltet: Vitamin A, C, Eisen, Calcium.
Kalorien: 153

Kalorien von Fetten: 80

Fette insgesamt: 8,9g

Gesättigte Fette: 7,4g

Cholesterol: 14mg

Natrium: 18mg

Kalium: 218mg

Kohlenhydrate insgesamt: 14,4g
Ballaststoffe: 2,6g
Zucker: 6,7g
Protein: 6,6g
Kalorien: 920

Kalorien von Fetten: 481

Fette insgesamt: 53,4g

Gesättigte Fette: 44,5g

Cholesterol: 83mg

Natrium: 109mg

Kalium: 1309mg

Kohlenhydrate insgesamt: 86,3g
Ballaststoffe: 15,5g
Zucker: 40,3g
Protein: 39,6g

23. Orange-Shake

Zubereitungszeit: 5 Minuten
Portionen: 8

1. Zutaten:

5 Orangen
10 Eier
2 Esslöffel Honig

2. Zubereitung:

Alle Zutaten in eine Küchenmaschine geben und umrühren, bis die Konsistenz geschmeidig ist.

3. Nährwertangaben (Menge pro 100g/ganzer Portion):

Beinhaltet: Vitamin A, C, Eisen, Calcium.

Kalorien: 85

Kalorien von Fetten: 29

Fette insgesamt: 3,2g

Gesättigte Fette: 1g

Cholesterol: 117mg

Natrium: 44mg

Kalium: 163mg

Kohlenhydrate insgesamt: 10,4g
Ballaststoffe: 1,6g
Zucker: 8,8g
Protein: 4,6g
Kalorien: 1189

Kalorien von Fetten: 404

Fette insgesamt: 44,8g

Gesättigte Fette: 13.8g

Cholesterol: 1637mg

Natrium: 618mg

Kalium: 2277mg

Kohlenhydrate insgesamt: 146g
Ballaststoffe: 22,2g
Zucker: 123,9g
Protein: 64,1g

24. Pina-Colada-Shake

Zubereitungszeit: 5 Minuten
Portionen: 8

1. Zutaten:

200g Ananas
200g Kokosmilch
50g Hafer
300ml Milch
4 Eier

2. Zubereitung:

Alle Zutaten in eine Küchenmaschine geben und umrühren, bis die Konsistenz geschmeidig ist.

3. Nährwertangaben (Menge pro 100g/ganzer Portion):

Beinhaltet: Vitamin A, C, Eisen, Calcium.

Kalorien: 128

Kalorien von Fetten: 75

Fette insgesamt: 8,3g

Gesättigte Fette: 5,8g

Cholesterol: 76mg

Natrium: 48mg

Kalium: 149mg

Kohlenhydrate insgesamt: 9,8g
Ballaststoffe: 1,1g
Zucker: 4,7g

Protein: 4,9g

Kalorien: 1155

Kalorien von Fetten: 675

Fette insgesamt: 75g

Gesättigte Fette: 52,1g

Cholesterol: 680mg

Natrium: 428mg

Kalium: 1339mg

Kohlenhydrate insgesamt: 87,8g
Ballaststoffe: 12,2g
Zucker: 42,2g
Protein: 44,5g

25. Apfel-Shake

Zubereitungszeit: 5 Minuten
Portionen: 3

1. Zutaten:

350g Äpfel
1 Teelöffel Zimt
200ml Mandelmilch
2 Teelöffel Vanilleextrakt
40g Weizenprotein

2. Zubereitung:

Alle Zutaten in eine Küchenmaschine geben und umrühren, bis die Konsistenz geschmeidig ist.

3. Nährwertangaben (Menge pro 100g/ganzer Portion):

Beinhaltet: Vitamin C, Eisen, Calcium.

Kalorien: 139	Kalium: 193mg
Kalorien von Fetten: 77	Kohlenhydrate insgesamt: 11,2g
	Ballaststoffe: 2,3g
Fette insgesamt: 8.6g	Zucker: 7,6g
Gesättigte Fette: 7,4g	Protein: 5,7g
	Kalorien: 833
Cholesterol: 14mg	Kalorien von Fetten: 463
Natrium: 18mg	

Fette insgesamt: 51,4g

Gesättigte Fette: 44,1g

Cholesterol: 83mg

Natrium: 106mg

Kalium: 1157mg

Kohlenhydrate
insgesamt: 67,3g
Ballaststoffe: 14,2g
Zucker: 45,5g
Protein: 34,3g

26. Eier-Shake

Zubereitungszeit: 5 Minuten
Portionen: 8

1. Zutaten:

10 Eier
300ml Milch
100g Griechischer Joghurt
2 Esslöffel Honig (30g)
50g Hafer

2. Zubereitung:

Alle Zutaten in eine Küchenmaschine geben und umrühren, bis die Konsistenz geschmeidig ist.

3. Nährwertangaben (Menge pro 100g/ganzer Portion):

Beinhaltet: Vitamin A, Eisen, Calcium.
Kalorien: 131

Kalorien von Fetten: 55

Fette insgesamt: 6,1g

Gesättigte Fette: 2,2g

Cholesterol: 185mg

Natrium: 89mg

Kalium: 123mg

Kohlenhydrate insgesamt: 10,1g
Ballaststoffe: 0,6g
Zucker: 6,3g
Protein: 9,1g
Kalorien: 1176

Kalorien von Fetten: 498

Selbstgemachte Protein-Shakes für maximales Muskelwachstum

Fette insgesamt: 55,3g

Gesättigte Fette: 19,5g

Cholesterol: 1667mg

Natrium: 799mg

Kalium: 1111mg

Kohlenhydrate insgesamt: 91,1g
Ballaststoffe: 5,1g
Zucker: 56,3g
Protein: 82,2g

27. Kürbis-Shake

Zubereitungszeit: 5 Minuten
Portionen: 6

1. Zutaten:

300g Kürbis
300g Himbeeren
50g saure Sahne
200ml Mandelmilch
40g Weizenprotein

2. Zubereitung:

Alle Zutaten in eine Küchenmaschine geben und umrühren, bis die Konsistenz geschmeidig ist.

3. Nährwertangaben (Menge pro 100g/ganzer Portion):

Beinhaltet: Vitamin A, C, Eisen, Calcium.

Kalorien: 123

Kalium: 238mg

Kalorien von Fetten: 72

Kohlenhydrate insgesamt: 9,8g
Ballaststoffe: 4,1g

Fette insgesamt: 8g

Zucker: 3,9g

Gesättigte Fette: 6,4g

Protein: 5.2g
Kalorien: 986

Cholesterol: 13mg

Kalorien von Fetten: 576

Natrium: 18mg

Selbstgemachte Protein-Shakes für maximales Muskelwachstum

Fette insgesamt: 64g

Gesättigte Fette: 51,1g

Cholesterol: 105mg

Natrium: 146mg

Kalium: 1903mg

Kohlenhydrate insgesamt: 78,2g
Ballaststoffe: 32,7g
Zucker: 31,2g
Protein: 41,7g

28. Rote-Beete-Shake

Zubereitungszeit: 5 Minuten
Portionen: 6

1. Zutaten:

300g Rote Beete
50g Petersilie
80g Heidelbeeren
200ml Milch
60g Weizenprotein

2. Zubereitung:

Alle Zutaten in eine Küchenmaschine geben und umrühren, bis die Konsistenz geschmeidig ist.

3. Nährwertangaben (Menge pro 100g/ganzer Portion):

Beinhaltet: Vitamin A, C, Eisen, Calcium.

Kalorien: 89	Kalium: 285mg
Kalorien von Fetten: 14	Kohlenhydrate insgesamt: 10,3g
	Ballaststoffe: 1,6g
Fette insgesamt: 1,5g	Zucker: 7,2g
Gesättigte Fette: 0,7g	Protein: 9,5g
	Kalorien: 531
Cholesterol: 24mg	Kalorien von Fetten: 81
Natrium: 77mg	

Fette insgesamt: 9g

Gesättigte Fette: 4,5g

Cholesterol: 142mg

Natrium: 464mg

Kalium: 1711mg

Kohlenhydrate
insgesamt: 61,9g
Ballaststoffe: 9,6g
Zucker: 43,3g
Protein: 56,8g

29. Kokosnuss-Shake

Zubereitungszeit: 5 Minuten
Portionen: 5

1. Zutaten:

100ml Kokosmilch
200ml Milch
100g Griechischer Joghurt
50g Weizenprotein
1 Teelöffel Kokosnussextrakt
30g Kokosraspeln

2. Zubereitung:

Alle Zutaten in eine Küchenmaschine geben und umrühren, bis die Konsistenz geschmeidig ist.

3. Nährwertangaben (Menge pro 100g/ganzer Portion):

Beinhaltet: Vitamin A, C, Eisen, Calcium.

Kalorien: 145	Natrium: 48mg
Kalorien von Fetten: 78	Kalium: 184mg
Fette insgesamt: 8,7g	Kohlenhydrate insgesamt: 6,2g
Gesättigte Fette: 7,2g	Ballaststoffe: 1g
	Zucker: 4,1g
	Protein: 11,1g
Cholesterol: 25mg	Kalorien: 723

Kalorien von Fetten: 391

Fette insgesamt: 43,4g

Gesättigte Fette: 35,9g

Cholesterol: 126mg

Natrium: 241mg

Kalium: 922mg

Kohlenhydrate insgesamt: 3,8g
Ballaststoffe: 4,9g
Zucker: 20,6g
Protein: 55,8g

30. Mango-Shake

Zubereitungszeit: 5 Minuten
Portionen: 8

1. Zutaten:

3 Mango
1 Banane
50g Erdbeeren
300ml Milch
1 Limettensaft
6 Eier

2. Zubereitung:

Alle Zutaten in eine Küchenmaschine geben und umrühren, bis die Konsistenz geschmeidig ist.

3. Nährwertangaben (Menge pro 100g/ganzer Portion):

Beinhaltet: Vitamin A, C, Eisen, Calcium.

Kalorien: 87

Natrium: 52mg

Kalorien von Fetten: 31

Kalium: 155mg

Fette insgesamt: 3,4g

Kohlenhydrate insgesamt: 10,3g
Ballaststoffe: 1g

Gesättigte Fette: 1,2g

Zucker: 7,8g

Protein: 4,7g

Cholesterol: 101mg

Kalorien: 874

Kalorien von Fetten: 306

Fette insgesamt: 34g

Gesättigte Fette: 12,3g

Cholesterol: 1007mg

Natrium: 524mg

Kalium: 1549mg

Kohlenhydrate insgesamt: 103g
Ballaststoffe: 9,7g
Zucker: 78,5g
Protein: 46,7g

31. Wassermelonen-Shake

Zubereitungszeit: 5 Minuten
Portionen: 6

1. Zutaten:

300g Wassermelone
200g Cantaloupe-Melone
200ml Wasser
1 Teelöffel Vanilleextrakt
50g saure Sahne
50g Weizenprotein

2. Zubereitung:

Alle Zutaten in eine Küchenmaschine geben und umrühren, bis die Konsistenz geschmeidig ist.

3. Nährwertangaben (Menge pro 100g/ganzer Portion):

Beinhaltet: Vitamin A, C, Eisen, Calcium.

Kalorien: 59	Natrium: 20mg
Kalorien von Fetten: 16	Kalium: 154mg
Fette insgesamt: 1,8g	Kohlenhydrate insgesamt: 5,9g
Gesättigte Fette: 1g	Ballaststoffe: 0g
	Zucker: 4,5g
Cholesterol: 16mg	Protein: 5,1g

Selbstgemachte Protein-Shakes für maximales Muskelwachstum

Kalorien: 471

    Kalorien von Fetten: 128

Fette insgesamt: 14,2g

    Gesättigte Fette: 8,3g

Cholesterol: 126mg

Natrium: 158mg

Kalium: 1230mg

Kohlenhydrate insgesamt: 47,5g
    Ballaststoffe: 3g
    Zucker: 36,2g

Protein: 40,7g

32. Griechischer Joghurt Shake

Zubereitungszeit: 5 Minuten
Portionen: 6

1. Zutaten:

300g Griechischer Joghurt
100g Kokosmilch
2 Esslöffel Honig (30g)
40g Rosinen
200ml Mandelmilch

2. Zubereitung:

Alle Zutaten in eine Küchenmaschine geben und umrühren, bis die Konsistenz geschmeidig ist.

3. Nährwertangaben (Menge pro 100g/ganzer Portion):

Beinhaltet: Vitamin A, C, Eisen, Calcium.

Kalorien: 167

Kalium: 220mg

Kalorien von Fetten: 101

Kohlenhydrate insgesamt: 13,6g
Ballaststoffe: 1,2g

Fette insgesamt: 11,2g

Zucker: 11,5g

Gesättigte Fette: 9,8g

Protein: 5,5g
Kalorien: 1169

Cholesterol: 2mg

Kalorien von Fetten: 706

Natrium: 21mg

Fette insgesamt: 78,4g

Gesättigte Fette: 68,5g

Cholesterol: 15mg

Natrium: 149mg

Kalium: 1541mg

Kohlenhydrate insgesamt: 95,1g
Ballaststoffe: 8,2g
Zucker: 80,3g
Protein: 38,3g

33. Kaffee & Banane Shake

Zubereitungszeit: 5 Minuten
Portionen: 6

1. Zutaten:

25g Kaffee (gemahlen)
2 Bananen
150ml Mandelmilch
20g Erdnussbutter
100ml Wasser
5 Eier

2. Zubereitung:

Alle Zutaten in eine Küchenmaschine geben und umrühren, bis die Konsistenz geschmeidig ist.

3. Nährwertangaben (Menge pro 100g/ganzer Portion):

Beinhaltet: Vitamin A, C, Eisen, Calcium.
Kalorien: 142

Kalorien von Fetten: 89

Fette insgesamt: 9,9g

Gesättigte Fette: 5,9g

Cholesterol: 117mg

Natrium: 61mg

Kalium: 240mg

Kohlenhydrate insgesamt: 9,7g
Ballaststoffe: 1,5g
Zucker: 5,4g
Protein: 5,5g
Kalorien: 992

Kalorien von Fetten: 621

Fette insgesamt: 69g

Gesättigte Fette: 41,4g

Cholesterol: 818mg

Natrium: 429mg

Kalium: 1683mg

Kohlenhydrate insgesamt: 68g
Ballaststoffe: 10,7g
Zucker: 37,5g
Protein: 38,8g

34. Spinat-Shake

Zubereitungszeit: 5 Minuten
Portionen: 7

1. Zutaten:

200g Spinat
50g Petersilie
70g Himbeeren
200ml Milch
100ml Wasser
50g saure Sahne
50g Weizenprotein

2. Zubereitung:

Alle Zutaten in eine Küchenmaschine geben und umrühren, bis die Konsistenz geschmeidig ist.

3. Nährwertangaben (Menge pro 100g/ganzer Portion):

Beinhaltet: Vitamin A, C, Eisen, Calcium.

Kalorien: 72
Kalorien von Fetten: 25
Fette insgesamt: 2,8g
Gesättigte Fette: 1,5g
Cholesterol: 20mg
Natrium: 58mg
Kalium: 282mg
Kohlenhydrate insgesamt: 5,3g
Ballaststoffe: 1,5g
Zucker: 2,2g
Protein: 7,4g

Selbstgemachte Protein-Shakes für maximales Muskelwachstum

Kalorien: 504

Kalorien von Fetten: 174

Fette insgesamt: 19,3g

Gesättigte Fette: 10,8g

Cholesterol: 143mg

Natrium: 403mg

Kalium: 1973mg

Kohlenhydrate insgesamt: 37g
Ballaststoffe: 10,6g
Zucker: 15,2g

Protein: 52,1g

35. Chia-Shake

Zubereitungszeit: 5 Minuten
Portionen: 5

1. Zutaten:

100g Chia-Samen
200ml Mandelmilch
50 saure Sahne
50g Petersilie
100ml Wasser
40g Weizenprotein

2. Zubereitung:

Alle Zutaten in eine Küchenmaschine geben und umrühren, bis die Konsistenz geschmeidig ist.

3. Nährwertangaben (Menge pro 100g/ganzer Portion):

Beinhaltet: Vitamin A, C, Eisen, Calcium.

Kalorien: 174	Natrium: 30mg
Kalorien von Fetten: 123	Kalium: 260mg
Fette insgesamt: 13,7g	Kohlenhydrate insgesamt: 6,2g
Gesättigte Fette: 10g	Ballaststoffe: 3,3g
	Zucker: 1,7g
Cholesterol: 20mg	Protein: 8,4g
	Kalorien: 872

Selbstgemachte Protein-Shakes für maximales Muskelwachstum

Kalorien von Fetten: 615

Fette insgesamt: 68,3g

Gesättigte Fette: 50,1g

Cholesterol: 99mg

Natrium: 152mg

Kalium: 1300mg

Kohlenhydrate insgesamt: 31,2g
Ballaststoffe: 16,5g
Zucker: 8,5g
Protein: 42,1g

36. Papaya-Shake

Zubereitungszeit: 5 Minuten
Portionen: 6

1. Zutaten:

3 Papayas
50g Hafer
300ml Milch
1 Teelöffel Vanilleextrakt
50g Weizenprotein

2. Zubereitung:

Alle Zutaten in eine Küchenmaschine geben und umrühren, bis die Konsistenz geschmeidig ist.

3. Nährwertangaben (Menge pro 100g/ganzer Portion):

Beinhaltet: Vitamin A, C, Eisen, Calcium.

Kalorien: 95

Kalium: 81mg

Kalorien von Fetten: 14

Kohlenhydrate insgesamt: 14,1g
Ballaststoffe: 1,4g

Fette insgesamt: 1,6g

Zucker: 5,4g

Gesättigte Fette: 0,7g

Protein: 6,5g
Kalorien: 760

Cholesterol: 16mg

Kalorien von Fetten: 113

Natrium: 34mg

Selbstgemachte Protein-Shakes für maximales Muskelwachstum

Fette insgesamt: 12,6g

Gesättigte Fette: 5,9g

Cholesterol: 130mg

Natrium: 268mg

Kalium: 648mg

Kohlenhydrate insgesamt: 113g
Ballaststoffe: 11,1g
Zucker: 43,5g
Protein: 52,4g

37. Vanille & Avocado-Shake

Zubereitungszeit: 5 Minuten
Portionen: 8

1. Zutaten:

3 Avocados
20g Vanillezucker
150ml Milch
200ml Wasser
1 Teelöffel Vanilleextrakt
40g Weizenprotein (Vanille)

2. Zubereitung:

Alle Zutaten in eine Küchenmaschine geben und umrühren, bis die Konsistenz geschmeidig ist.

3. Nährwertangaben (Menge pro 100g/ganzer Portion):

Beinhaltet: Vitamin A, C, Eisen, Calcium.
Kalorien: 155

Kalorien von Fetten: 111

Fette insgesamt: 12,3g

Gesättigte Fette: 2,8g

Cholesterol: 10mg

Natrium: 19mg

Kalium: 325mg

Kohlenhydrate insgesamt: 8,5g
Ballaststoffe: 4g
Zucker: 3,2g
Protein: 4,5g
Kalorien: 1549

Selbstgemachte Protein-Shakes für maximales Muskelwachstum

Kalorien von Fetten: 1108

Fette insgesamt: 123,1g

Gesättigte Fette: 27,8g

Cholesterol: 96mg

Natrium: 187mg

Kalium: 3248mg

Kohlenhydrate insgesamt: 84,8g
Ballaststoffe: 40,4g
Zucker: 31,7g
Protein: 45,1g

38. Kirsche & Mandel-Shake

Zubereitungszeit: 5 Minuten
Portionen: 8

1. Zutaten:

300g Kirschen
100g Mandelmilch
6 Eier
30g Mandeln (gehackt)
75g saure Sahne
200g Milch
1 Esslöffel Vanilleextrakt

2. Zubereitung:

Alle Zutaten in eine Küchenmaschine geben und umrühren, bis die Konsistenz geschmeidig ist.

3. Nährwertangaben (Menge pro 100g/ganzer Portion):

Beinhaltet: Vitamin A, C, Eisen, Calcium.
Kalorien: 158
Natrium: 64mg

Kalorien von Fetten: 85
Kalium: 155mg

Fette insgesamt: 9,5g
Kohlenhydrate insgesamt: 12,5g
Ballaststoffe: 0,9g

Gesättigte Fette: 4,8g
Zucker: 1,9g

Protein: 5,8g

Cholesterol: 115mg

Kalorien: 1424

Kalorien von Fetten: 766

Fette insgesamt: 85,1g

Gesättigte Fette: 42,8g

Cholesterol: 1031mg

Natrium: 574mg

Kalium: 1394mg

Kohlenhydrate insgesamt: 113g
Ballaststoffe: 7,8g
Zucker: 17,4g

Protein: 51,9g

39. Karotten-Shake

Zubereitungszeit: 5 Minuten
Portionen: 8

1. Zutaten:

300g Karotten
200g Erdbeeren
30g Petersilie
200ml Milch
50g Kokosmilch
30g Hafer
5 Eier

2. Zubereitung:

Alle Zutaten in eine Küchenmaschine geben und umrühren, bis die Konsistenz geschmeidig ist.

3. Nährwertangaben (Menge pro 100g/ganzer Portion):

Beinhaltet: Vitamin A, C, Eisen, Calcium.

Kalorien: 84	Natrium: 64mg
Kalorien von Fetten: 37	Kalium: 208mg
Fette insgesamt: 4,1g	Kohlenhydrate insgesamt: 8,2g
Gesättigte Fette: 2g	Ballaststoffe: 1,7g
	Zucker: 3,8g
Cholesterol: 84mg	Protein: 4,4g

Selbstgemachte Protein-Shakes für maximales Muskelwachstum

Kalorien: 844

Kalorien von Fetten: 367

Fette insgesamt: 40,8g

Gesättigte Fette: 20,3g

Cholesterol: 835mg

Natrium: 640mg

Kalium: 2085mg

Kohlenhydrate insgesamt: 81,7g
Ballaststoffe: 16,5g
Zucker: 37,8g

Protein: 44,2g

40. Trauben-Shake

Zubereitungszeit: 5 Minuten
Portionen: 8

1. Zutaten:

400g Trauben
50g Heidelbeeren
200ml Milch
100g Griechischer Joghurt
1 Esslöffel Vanilleextrakt
50g Weizenprotein

2. Zubereitung:

Alle Zutaten in eine Küchenmaschine geben und umrühren, bis die Konsistenz geschmeidig ist.

3. Nährwertangaben (Menge pro 100g/ganzer Portion):

Beinhaltet: Vitamin A, C, Eisen, Calcium.
Kalorien: 88
Natrium: 29mg

Kalorien von Fetten: 12

Kalium: 171mg

Fette insgesamt: 1,4g

Kohlenhydrate insgesamt: 12,2g
Ballaststoffe: 0,6g

Gesättigte Fette: 0,8g

Zucker: 10,8g
Protein: 6,9g

Cholesterol: 16mg

Kalorien: 706

Selbstgemachte Protein-Shakes für maximales Muskelwachstum

Kalorien von Fetten: 97

Fette insgesamt: 10,8g

Gesättigte Fette: 6g

Cholesterol: 126mg

Natrium: 229mg

Kalium: 1364mg

Kohlenhydrate insgesamt: 97,6g
Ballaststoffe: 4,8g
Zucker: 86,4g
Protein: 55,4g

41. Cashew & Kakao-Shake

Zubereitungszeit: 5 Minuten
Portionen: 4

1. Zutaten:

50g Cashew (gehackt)
2 Esslöffel Kakaopulver (30g)
100ml Mandelmilch
200ml Wasser
50g Weizenprotein (Schokolade)

2. Zubereitung:

Alle Zutaten in eine Küchenmaschine geben und umrühren, bis die Konsistenz geschmeidig ist.

3. Nährwertangaben (Menge pro 100g/ganzer Portion):

Beinhaltet: Vitamin C, Eisen, Calcium.
Kalorien: 197

Kalorien von Fetten: 127

Fette insgesamt: 14,1g

Gesättigte Fette: 7,8g

Cholesterol: 26mg

Natrium: 30mg

Kalium: 209mg

Kohlenhydrate insgesamt: 10,7g
Ballaststoffe: 3,2g
Zucker: 1,9g
Protein: 12,9g
Kalorien: 789

Kalorien von Fetten: 507

Selbstgemachte Protein-Shakes für maximales Muskelwachstum

Fette insgesamt: 56,3g

Gesättigte Fette: 31,3g

Cholesterol: 104mg

Natrium: 119mg

Kalium: 834mg

Kohlenhydrate insgesamt: 42,9g
Ballaststoffe: 12,7g
Zucker: 7,4g
Protein: 51,7g

42. Grünkohl-Shake

Zubereitungszeit: 5 Minuten
Portionen: 6

1. Zutaten:

300g Grünkohl
50g Petersilie
1 Limette (Saft)
20g Ingwer
300ml Wasser
50ml Milch
50g Weizenprotein

2. Zubereitung:

Alle Zutaten in eine Küchenmaschine geben und umrühren, bis die Konsistenz geschmeidig ist.

3. Nährwertangaben (Menge pro 100g/ganzer Portion):

Beinhaltet: Vitamin A, C, Eisen, Calcium.

Kalorien: 59

Kalorien von Fetten: 6

Fette insgesamt: 0,7g

Gesättigte Fette: 0g

Cholesterol: 14mg

Natrium: 36mg

Kalium: 300mg

Kohlenhydrate insgesamt: 8g
Ballaststoffe: 1,3g
Zucker: 0,8g
Protein: 6,3g

Selbstgemachte Protein-Shakes für maximales Muskelwachstum

Kalorien: 475

Kalorien von Fetten: 52

Fette insgesamt: 5,8g

Gesättigte Fette: 2,6g

Cholesterol: 108mg

Natrium: 288mg

Kalium: 2402mg

Kohlenhydrate insgesamt: 64,2g
Ballaststoffe: 10,5g
Zucker: 6g
Protein: 50,1g

43. Kopfsalat-Shake

Zubereitungszeit: 5 Minuten
Portionen: 8

1. Zutaten:

300g Kopfsalat
50g Spinat
30g Petersilie
100ml Mandelmilch
30g Hafer
5 Eier
300ml Milch

2. Zubereitung:

Alle Zutaten in eine Küchenmaschine geben und umrühren, bis die Konsistenz geschmeidig ist.

3. Nährwertangaben (Menge pro 100g/ganzer Portion):

Beinhaltet: Vitamin A, C, Eisen, Calcium.

Kalorien: 88	Natrium: 54mg
Kalorien von Fetten: 50	Kalium: 172mg
Fette insgesamt: 5,5g	Kohlenhydrate insgesamt: 5,6g
Gesättigte Fette: 3,2g	Ballaststoffe: 0,9g
	Zucker: 2,3g
Cholesterol: 84mg	Protein: 4,8g

Selbstgemachte Protein-Shakes für maximales Muskelwachstum

Kalorien: 880

Kalorien von Fetten: 498

Fette insgesamt: 55,3g

Gesättigte Fette: 32,5g

Cholesterol: 844mg

Natrium: 544mg

Kalium: 1716mg

Kohlenhydrate insgesamt: 55,6g
Ballaststoffe: 9,3g
Zucker: 22,8g
Protein: 47,8g

44. Grünkohl & Ingwer-Shake

Zubereitungszeit: 5 Minuten
Portionen: 6

1. Zutaten:

200g Grünkohl
20g Ingwer
4 Eier
50g Kokosmilch
100g Griechischer Joghurt
200g Mandelmilch
1-2 Esslöffel Honig (15-30g)
20g Chia-Samen

2. Zubereitung:

Alle Zutaten in eine Küchenmaschine geben und umrühren, bis die Konsistenz geschmeidig ist.

3. Nährwertangaben (Menge pro 100g/ganzer Portion):

Beinhaltet: Vitamin A, C, Eisen, Calcium.

Kalorien: 146	Cholesterol: 82mg
Kalorien von Fetten: 93	Natrium: 51mg
	Kalium: 292mg
Fette insgesamt: 10,3g	Kohlenhydrate insgesamt: 9,2g
Gesättigte Fette: 7,6g	

Ballaststoffe: 1,6g
Zucker: 4g
Protein: 5,9g
Kalorien: 1165

Kalorien von Fetten: 740

Fette insgesamt: 82,2g

Gesättigte Fette: 60,4g

Cholesterol: 660mg

Natrium: 410mg

Kalium: 2338mg

Kohlenhydrate insgesamt: 73,7g
Ballaststoffe: 13,1g
Zucker: 31,6g
Protein: 47g

45. Gurke Shake

Zubereitungszeit: 5 Minuten
Portionen: 6

1. Zutaten:

300g Gurke
50g Petersilie
80g Hüttenkäse
1 Teelöffel Limettenextrakt (5g)
300ml Wasser
40g Weizenprotein

2. Zubereitung:

Alle Zutaten in eine Küchenmaschine geben und umrühren, bis die Konsistenz geschmeidig ist.

3. Nährwertangaben (Menge pro 100g/ganzer Portion):

Beinhaltet: Vitamin A, C, Eisen, Calcium.
Kalorien: 39　　　　　　　　Kalium: 137mg

Kalorien von Fetten: 5　　　Kohlenhydrate insgesamt: 3,6g
Fette insgesamt: 0,6g　　　Ballaststoffe: 0,6g
Gesättigte Fette: 0g　　　　Zucker: 1g
　　　　　　　　　　　　　　Protein: 5,4g
Cholesterol: 11mg　　　　　Kalorien: 310

Natrium: 55mg

Kalorien von Fetten: 43

Fette insgesamt: 4,8g

Gesättigte Fette: 2,4g

Cholesterol: 90mg

Natrium: 441mg

Kalium: 1092mg

Kohlenhydrate insgesamt: 28,8g
Ballaststoffe: 5g
Zucker: 8g
Protein: 43,5g

46. Matcha Shake

Zubereitungszeit: 5 Minuten
Portionen: 6

1. Zutaten:

20g Matcha
1 Limette (Saft)
100g Griechischer Joghurt
5 Eier
50g Petersilie
50ml Kokosmilch
200ml Milch

2. Zubereitung:

Alle Zutaten in eine Küchenmaschine geben und umrühren, bis die Konsistenz geschmeidig ist.

3. Nährwertangaben (Menge pro 100g/ganzer Portion):

Beinhaltet: Vitamin A, C, Eisen, Calcium.

Kalorien: 94	Natrium: 68mg
Kalorien von Fetten: 52	Kalium: 148mg
Fette insgesamt: 5,8g	Kohlenhydrate insgesamt: 4,6g
Gesättigte Fette: 3,1g	Ballaststoffe: 0,7g
	Zucker: 3g
Cholesterol: 120mg	Protein: 6,8g

Selbstgemachte Protein-Shakes für maximales Muskelwachstum

Kalorien: 661

   Kalorien von Fetten: 367

Fette insgesamt: 40,8g

   Gesättigte Fette: 21,7g

Cholesterol: 840mg

Natrium: 477mg

Kalium: 1033mg

Kohlenhydrate insgesamt: 32,1g
   Ballaststoffe: 4,7g
   Zucker: 21,3g

Protein: 47,6g

47. Broccoli-Shake

Zubereitungszeit: 5 Minuten
Portionen: 6

1. Zutaten:

200g Broccoli
50g Petersilie
30g Spinat
30g Hüttenkäse
300ml Milch
100ml Wasser
4 Eier

2. Zubereitung:

Alle Zutaten in eine Küchenmaschine geben und umrühren, bis die Konsistenz geschmeidig ist.

3. Nährwertangaben (Menge pro 100g/ganzer Portion):

Beinhaltet: Vitamin A, C, Eisen, Calcium.

Kalorien: 59	Natrium: 71mg
Kalorien von Fetten: 25	Kalium: 169mg
Fette insgesamt: 2,8g	Kohlenhydrate insgesamt: 3,9g
Gesättigte Fette: 1,1g	Ballaststoffe: 0,8g
	Zucker: 2,1g
Cholesterol: 76mg	Protein: 4,9g

Selbstgemachte Protein-Shakes für maximales Muskelwachstum

Kalorien: 526

   Kalorien von Fetten: 230

Fette insgesamt: 25,6g

   Gesättigte Fette: 9,7g

Cholesterol: 682mg

Natrium: 635mg

Kalium: 1521mg

Kohlenhydrate insgesamt: 35,2g
   Ballaststoffe: 7,5g
   Zucker: 19,4g

Protein: 44,4g

48. Grünkohl & Banane-Shake

Zubereitungszeit: 5 Minuten
Portionen: 6

1. Zutaten:

150ml Kokosmilch
70g Grünkohl
30g Spinat
1 Banane
40g Weizenprotein
200ml Wasser
Süßungsmittel nach Geschmack (Honig/brauner Zucker)

2. Zubereitung:

Alle Zutaten in eine Küchenmaschine geben und umrühren, bis die Konsistenz geschmeidig ist.

3. Nährwertangaben (Menge pro 100g/ganzer Portion):

Beinhaltet: Vitamin A, C, Eisen, Calcium.

Kalorien: 109
Natrium: 26mg
Kalorien von Fetten: 59
Kalium: 260mg
Fette insgesamt: 6,5g
Kohlenhydrate insgesamt: 8,1g
Gesättigte Fette: 5,6g
Ballaststoffe: 1,4g
Zucker: 3,5g
Cholesterol: 14mg
Protein: 6g

Selbstgemachte Protein-Shakes für maximales Muskelwachstum

Kalorien: 651

Kalorien von Fetten: 352

Fette insgesamt: 39,2g

Gesättigte Fette: 33,5g

Cholesterol: 83mg

Natrium: 155mg

Kalium: 1562mg

Kohlenhydrate insgesamt: 48,5g
Ballaststoffe: 8,1g
Zucker: 20,8g

Protein: 36,3g

49. Mango & Pfirsich-Shake

Zubereitungszeit: 5 Minuten
Portionen: 8

1. Zutaten:

2 Mango
4-6 Pfirsiche
300ml Milch
50g Griechischer Joghurt
40g Weizenprotein

2. Zubereitung:

Alle Zutaten in eine Küchenmaschine geben und umrühren, bis die Konsistenz geschmeidig ist.

3. Nährwertangaben (Menge pro 100g/ganzer Portion):

Beinhaltet: Vitamin A, C, Eisen, Calcium.
Kalorien: 64   Kalium: 153mg

Kalorien von Fetten: 10

Kohlenhydrate insgesamt: 9,3g
Ballaststoffe: 0,9g

Fette insgesamt: 1,1g
Zucker: 8g

Gesättigte Fette: 0,6g

Protein: 4,8g
Kalorien: 640

Cholesterol: 11mg

Kalorien von Fetten: 101

Natrium: 24mg

Selbstgemachte Protein-Shakes für maximales Muskelwachstum

Fette insgesamt: 11,2g

Gesättigte Fette: 5,9g

Cholesterol: 111mg

Natrium: 238mg

Kalium: 1531mg

Kohlenhydrate insgesamt: 93,4g
Ballaststoffe: 9,5g
Zucker: 80g
Protein: 48,3g

50. Grüner Shake

Zubereitungszeit: 5 Minuten
Portionen: 6

1. Zutaten:

100g Petersilie
200g Grünkohl
100g Himbeeren
1 Teelöffel Limettenextrakt (5g)
200ml Wasser
30ml Milch
60g Weizenprotein

2. Zubereitung:

Alle Zutaten in eine Küchenmaschine geben und umrühren, bis die Konsistenz geschmeidig ist.

3. Nährwertangaben (Menge pro 100g/ganzer Portion):

Beinhaltet: Vitamin A, C, Eisen, Calcium.

Kalorien: 62	Natrium: 39mg
Kalorien von Fetten: 7	Kalium: 292mg
Fette insgesamt: 0,8g	Kohlenhydrate insgesamt: 6,8g
Gesättigte Fette: 0g	Ballaststoffe: 1,8g
Cholesterol: 18mg	Zucker: 1,2g
	Protein: 7,7g

Selbstgemachte Protein-Shakes für maximales Muskelwachstum

Kalorien: 435

    Kalorien von Fetten: 51

Fette insgesamt: 5,6g

    Gesättigte Fette: 2,3g

Cholesterol: 128mg

Natrium: 271mg

Kalium: 2046mg

Kohlenhydrate insgesamt: 47,9g
    Ballaststoffe: 12,8g
    Zucker: 8,4g

Protein: 54g

51. Guaven-Shake

Zubereitungszeit: 5 Minuten
Portionen: 6

1. Zutaten:

2 Guaven
6 Eier
200ml Milch
20ml Kokosmilch
20ml Mandelmilch
1 Teelöffel Vanilleextrakt (5g)
Süßungsmittel nach Geschmack (Honig/brauner Zucker)

2. Zubereitung:

Alle Zutaten in eine Küchenmaschine geben und umrühren, bis die Konsistenz geschmeidig ist.

3. Nährwertangaben (Menge pro 100g/ganzer Portion):

Beinhaltet: Vitamin A, C, Eisen, Calcium.

Kalorien: 101	Natrium: 68mg
Kalorien von Fetten: 54	Kalium: 191mg
Fette insgesamt: 6g	Kohlenhydrate insgesamt: 5,8g
Gesättigte Fette: 2,8g	Ballaststoffe: 1,5g
	Zucker: 4,2g
Cholesterol: 143mg	Protein: 6,5g

Selbstgemachte Protein-Shakes für maximales Muskelwachstum

Kalorien: 709

    Kalorien von Fetten: 377

Fette insgesamt: 41,9g

    Gesättigte Fette: 19,8g

Cholesterol: 999mg

Natrium: 477mg

Kalium: 1336mg

Kohlenhydrate insgesamt: 40,7g
    Ballaststoffe: 10,6g
    Zucker: 29,3g

Protein: 45,5g

52. Maulbeeren-Shake

Zubereitungszeit: 5 Minuten
Portionen: 6

1. Zutaten:

300g Maulbeeren
200g Spinat
50g Hüttenkäse
300g Milch
3 Eier
30g Hafer

2. Zubereitung:

Alle Zutaten in eine Küchenmaschine geben und umrühren, bis die Konsistenz geschmeidig ist.

3. Nährwertangaben (Menge pro 100g/ganzer Portion):

Beinhaltet: Vitamin A, C, Eisen, Calcium.
Kalorien: 67
Natrium: 72mg

Kalorien von Fetten: 22
Kalium: 220mg

Fette insgesamt: 2,4g
Kohlenhydrate insgesamt: 7,5g
Ballaststoffe: 1,2g
Gesättigte Fette: 0,9g
Zucker: 4g
Protein: 4,7g
Cholesterol: 52mg
Kalorien: 672

Selbstgemachte Protein-Shakes für maximales Muskelwachstum

Kalorien von Fetten: 217

Fette insgesamt: 24,1g

   Gesättigte Fette: 8,9g

Cholesterol: 520mg

Natrium: 719mg

Kalium: 2204mg

Kohlenhydrate insgesamt: 74,6g
   Ballaststoffe: 12,5g
   Zucker: 40,1g
Protein: 47,3g

53. Grapefruit-Shake

Zubereitungszeit: 5 Minuten
Portionen: 6

1. Zutaten:

2 Grapefruits
200g Griechischer Joghurt
200ml Wasser
30g Süßungsmittel (Honig/brauner Zucker)
50g Weizenprotein

2. Zubereitung:

Alle Zutaten in eine Küchenmaschine geben und umrühren, bis die Konsistenz geschmeidig ist.

3. Nährwertangaben (Menge pro 100g/ganzer Portion):

Beinhaltet: Vitamin A, C, Eisen, Calcium.

Kalorien: 61

Kalorien von Fetten: 9

Fette insgesamt: 1g

Gesättigte Fette: 0,7g

Cholesterol: 16mg

Natrium: 23mg

Kalium: 132mg

Kohlenhydrate insgesamt: 10g
Ballaststoffe: 2,9g
Zucker: 3,9g
Protein: 8,2g
Kalorien: 425

Kalorien von Fetten: 65

Selbstgemachte Protein-Shakes für maximales Muskelwachstum

Fette insgesamt: 7,2g

Gesättigte Fette: 4,5g

Cholesterol: 114mg

Natrium: 160mg

Kalium: 923mg

Kohlenhydrate insgesamt: 69,9g
Ballaststoffe: 20,5g
Zucker: 27,4g
Protein: 57,3g

54. Melonen-Shake

Zubereitungszeit: 5 Minuten
Portionen: 6

1. Zutaten:

300g Melone
200g Griechischer Joghurt
100ml Wasser
20g Süßungsmittel (Honig/brauner Zucker)
50g Weizenprotein

2. Zubereitung:

Alle Zutaten in eine Küchenmaschine geben und umrühren, bis die Konsistenz geschmeidig ist.

3. Nährwertangaben (Menge pro 100g/ganzer Portion):

Beinhaltet: Vitamin A, C, Eisen, Calcium.

Kalorien: 64

Kalium: 195mg

Kalorien von Fetten: 10

Kohlenhydrate insgesamt: 8,8g

Ballaststoffe: 2,1g

Fette insgesamt: 1,1g

Zucker: 4,7g

Protein: 8,3g

Gesättigte Fette: 0,7g

Kalorien: 445

Cholesterol: 16mg

Kalorien von Fetten: 68

Natrium: 29mg

Fette insgesamt: 7,6g

Gesättigte Fette: 4,6g

Cholesterol: 114mg

Natrium: 205mg

Kalium: 1367mg

Kohlenhydrate insgesamt: 62g
Ballaststoffe: 14,5g
Zucker: 33,1g
Protein: 58,2g

55. Granatapfel-Shake

Zubereitungszeit: 5 Minuten
Portionen: 6

1. Zutaten:

4 Granatäpfel
60g Molkenpulver
200ml Milch
1 Teelöffel Vanilleextrakt
20g saure Sahne

2. Zubereitung:

Alle Zutaten in eine Küchenmaschine geben und umrühren, bis die Konsistenz geschmeidig ist.

3. Nährwertangaben (Menge pro 100g/ganzer Portion):

Beinhaltet: Vitamin A, C, Eisen, Calcium.
Kalorien: 88   Kalium: 233mg

Kalorien von Fetten: 12

Fette insgesamt: 1,3g

Gesättigte Fette: 0,8g

Cholesterol: 17mg

Natrium: 24mg

Kohlenhydrate insgesamt: 13,6g
Ballaststoffe: 0g
Zucker: 10,6g
Protein: 6g
Kalorien: 790

Kalorien von Fetten: 108

Selbstgemachte Protein-Shakes für maximales Muskelwachstum

Fette insgesamt: 12g

Gesättigte Fette: 6,9g

Cholesterol: 151mg

Natrium: 215mg

Kalium: 2093mg

Kohlenhydrate insgesamt: 123g
Ballaststoffe: 4g
Zucker: 95,7g
Protein: 54,2g

56. Kiwi-Shake

Zubereitungszeit: 5 Minuten
Portionen: 6

1. Zutaten:

100g Kiwis
8 Eier
200ml Milch
20g Süßungsmittel (Honig/brauner Zucker)
100g Griechischer Joghurt

2. Zubereitung:

Alle Zutaten in eine Küchenmaschine geben und umrühren, bis die Konsistenz geschmeidig ist.

3. Nährwertangaben (Menge pro 100g/ganzer Portion):

Beinhaltet: Vitamin A, C, Eisen, Calcium.

Kalorien: 93	Kalium: 130mg
Kalorien von Fetten: 47	Kohlenhydrate insgesamt: 6,9g
	Ballaststoffe: 1,9g
Fette insgesamt: 5,2g	Zucker: 3,1g
	Protein: 7,8g
Gesättigte Fette: 1,9g	Kalorien: 743
Cholesterol: 166mg	Kalorien von Fetten: 376
Natrium: 78mg	

Selbstgemachte Protein-Shakes für maximales Muskelwachstum

Fette insgesamt: 41,7g

Gesättigte Fette: 15g

Cholesterol: 1331mg

Natrium: 626mg

Kalium: 1043mg

Kohlenhydrate insgesamt: 55g
Ballaststoffe: 14,8g
Zucker: 25g
Protein: 62,2g

57. Kiwi & Erdbeer-Shake

Zubereitungszeit: 5 Minuten
Portionen: 6

1. Zutaten:

200g Kiwis
150g Erdbeeren
50g Griechischer Joghurt
200ml Milch
60g Molkenpulver

2. Zubereitung:

Alle Zutaten in eine Küchenmaschine geben und umrühren, bis die Konsistenz geschmeidig ist.

3. Nährwertangaben (Menge pro 100g/ganzer Portion):

Beinhaltet: Vitamin A, C, Eisen, Calcium.

Kalorien: 78	Kalium: 197mg
Kalorien von Fetten: 13	Kohlenhydrate insgesamt: 8,6g
	Ballaststoffe: 1,3g
Fette insgesamt: 1.5g	Zucker: 5,5g
Gesättigte Fette: 0,7g	Protein: 8,3g
	Kalorien: 543
Cholesterol: 21mg	Kalorien von Fetten: 93
Natrium: 33mg	

Selbstgemachte Protein-Shakes für maximales Muskelwachstum

Fette insgesamt: 10,3g

   Gesättigte Fette: 5,1g

Cholesterol: 144mg

Natrium: 228mg

Kalium: 1382mg

Kohlenhydrate insgesamt: 60,1g
Ballaststoffe: 9g
Zucker: 38,4g
Protein: 57,9g

58. Cantaloupe-Melonen-Shake

Zubereitungszeit: 5 Minuten
Portionen: 6

1. Zutaten:

1 Cantaloupe-Melone (500g)
200g Griechischer Joghurt
1 Teelöffel Vanilleextrakt (5g)
100ml Milch
40g Hafer
6 Eier

2. Zubereitung:

Alle Zutaten in eine Küchenmaschine geben und umrühren, bis die Konsistenz geschmeidig ist.

3. Nährwertangaben (Menge pro 100g/ganzer Portion):

Beinhaltet: Vitamin A, C, Eisen, Calcium.
Kalorien: 111
Natrium: 72mg
Kalorien von Fetten: 45
Kalium: 121mg
Fette insgesamt: 5g
Kohlenhydrate insgesamt: 7,2g
Ballaststoffe: 0,7g
Gesättigte Fette: 1,8g
Zucker: 3,2g
Protein: 9g
Cholesterol: 143mg
Kalorien: 775

Selbstgemachte Protein-Shakes für maximales Muskelwachstum

Kalorien von Fetten: 315

Fette insgesamt: 35g

Gesättigte Fette: 12,9g

Cholesterol: 1001mg

Natrium: 502mg

Kalium: 846mg

Kohlenhydrate insgesamt: 50,7g
Ballaststoffe: 5g
Zucker: 22,6g
Protein: 62,9g

59. Passionsfrucht-Shake

Zubereitungszeit: 5 Minuten
Portionen: 4

1. Zutaten:

6 Passionsfrüchte
50g Erdbeeren
200ml Mandelmilch
50ml Milch
1 Teelöffel Vanilleextrakt (5g)
60g Weizenprotein

2. Zubereitung:

Alle Zutaten in eine Küchenmaschine geben und umrühren, bis die Konsistenz geschmeidig ist.

3. Nährwertangaben (Menge pro 100g/ganzer Portion):

Beinhaltet: Vitamin A, C, Eisen, Calcium.
Kalorien: 171　　　　　　　　Natrium: 39mg

　Kalorien von Fetten: 97　　Kalium: 272mg

Fette insgesamt: 10,8g　　　Kohlenhydrate insgesamt: 10,1g
　　　　　　　　　　　　　Ballaststoffe: 3,3g
　Gesättigte Fette: 9,1g　　　Zucker: 5,2g
　　　　　　　　　　　　　Protein: 10,4g
Cholesterol: 26mg　　　　　Kalorien: 857

Selbstgemachte Protein-Shakes für maximales Muskelwachstum

Kalorien von Fetten: 485

Fette insgesamt: 53,9g

Gesättigte Fette: 45,4g

Cholesterol: 129mg

Natrium: 193mg

Kalium: 1361mg

Kohlenhydrate insgesamt: 50,5g
Ballaststoffe: 16,7g
Zucker: 26g
Protein: 51,9g

60. Johannisbeeren-Shake

Zubereitungszeit: 5 Minuten
Portionen: 6

1. Zutaten:

350g Johannisbeeren
200ml Milch
1 Teelöffel Erdnussbutter (15g)
7 Eier
100g Griechischer Joghurt

2. Zubereitung:

Alle Zutaten in eine Küchenmaschine geben und umrühren, bis die Konsistenz geschmeidig ist.

3. Nährwertangaben (Menge pro 100g/ganzer Portion):

Beinhaltet: Vitamin A, C, Eisen, Calcium.

Kalorien: 85

Kalium: 167mg

Kalorien von Fetten: 36

Kohlenhydrate insgesamt: 6,6g
Ballaststoffe: 1,5g

Fette insgesamt: 4g

Zucker: 4,2g

Gesättigte Fette: 1,4g

Protein: 6,2g
Kalorien: 846

Cholesterin: 117mg

Kalorien von Fetten: 326

Natrium: 59mg

Fette insgesamt: 40,2g

Gesättigte Fette: 14,2g

Cholesterol: 1168mg

Natrium: 589mg

Kalium: 1669mg

Kohlenhydrate insgesamt: 65,9g

Ballaststoffe: 15,4g

Zucker: 42g

Protein: 61,7g

ANDERE GROßARTIGE WERKE DES AUTORS

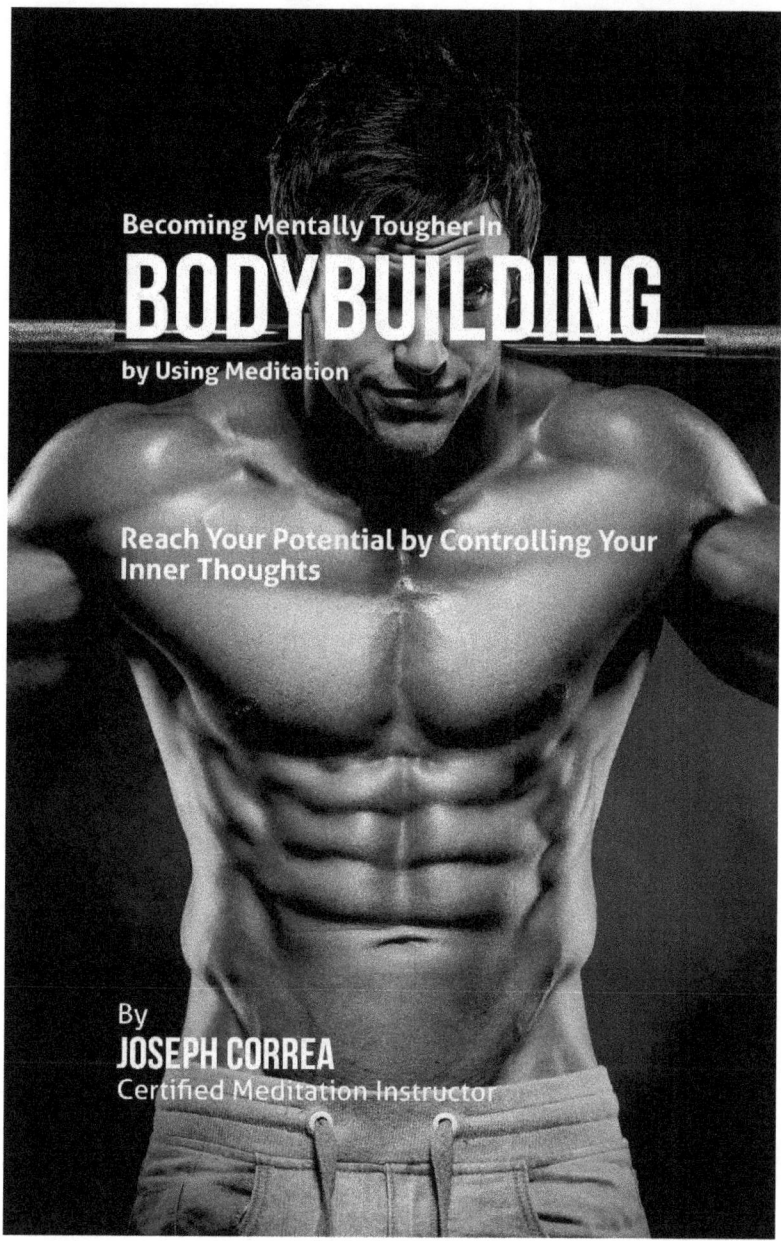

www.ingramcontent.com/pod-product-compliance
Lightning Source LLC
Chambersburg PA
CBHW060032040426
42333CB00042B/2314